OBSERVATIONS

DIVERSES

DE CHIRURGIE.

———◦◦◦———

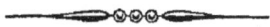

AFFECTIONS DE MATRICE. — DE L'EMPLOI DES SUTURES. — INJECTION
DE LA VEINE OMBILICALE POUR PROVOQUER LA DÉLIVRANCE. —
HERNIES ÉTRANGLÉES. — CATARACTES. — STRABISMES. — AM-
PUTATION DU MAXILLAIRE INFÉRIEUR. — TUMEURS ÉRECTILES. —
RÉTRACTION PERMANENTE DES DOIGTS.

PAR

V.-André Brulet, D. M. P. à Dijon,

ANCIEN INTERNE DES HÔPITAUX DE LYON.

DIJON,
CHEZ GOUGET, LIBRAIRE, RUE DE LA LIBERTÉ, 120.

PARIS,
CHEZ GERMER-BAILLIÈRE, RUE DE L'ÉCOLE-DE-MÉDECINE, 17.

1843.

OBSERVATIONS

DIVERSES

DE CHIRURGIE.

Auxonne; imprimerie de X.-T. Saunié.

OBSERVATIONS

DIVERSES

DE CHIRURGIE.

AFFECTIONS DE MATRICE. — DE L'EMPLOI DES SUTURES.
— INJECTION DE LA VEINE OMBILICALE POUR PROVO-
QUER LA DÉLIVRANCE. — HERNIES ÉTRANGLÉES. —
CATARACTES. — STRABISMES. — AMPUTATION DU
MAXILLAIRE INFÉRIEUR. — TUMEURS ÉRECTILES. —
RÉTRACTION PERMANENTE DES DOIGTS.

PAR

V.-André Brulet, D. M. P. à Dijon,

ANCIEN INTERNE DES HÔPITAUX DE LYON.

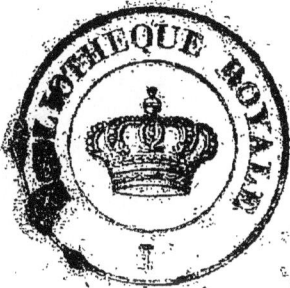

DIJON,
CHEZ GOUGET, LIBRAIRE, RUE DE LA LIBERTÉ, 120.
PARIS,
CHEZ GERMER-BAILLIÈRE, RUE DE L'ÉCOLE-DE-MÉDECINE, 17.
1843.

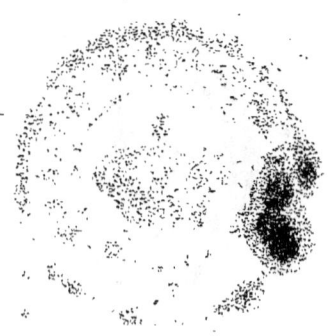

OBSERVATIONS

DIVERSES

DE CHIRURGIE.

Il est pour le médecin deux sortes de devoirs; les uns envers la société, les autres envers la science. A la société, il doit donner des soins assidus, consciencieux; à la société, il doit de se mettre au courant de la science par un travail continuel, afin que ses clients ne soient pas privés du bénéfice des progrès qui s'accomplissent chaque jour. Ce premier genre de devoirs, on doit supposer que chacun le remplit loyalement : il serait difficile, au reste, de constater le contraire. Mais quant à ce que le médecin doit à la science, c'est bien différent : en effet nous voyons bien rarement des comptes-rendus de pratique médicale civile; et cependant que de faits importants se rencontrent chaque jour qui devraient être publiés! En vain arguera-t-on du défaut de temps; quelques lignes sont si vîte tracées! Oui, la science réclame de ses adeptes tout ce qu'elle leur fournit l'occasion d'observer; elle réclame le grain de sable qui doit contribuer à l'édifier sur des bases solides; et il est coupable le médecin qui laisse ignorer des faits pouvant être utiles à ses confrères, et, partant, à l'humanité.

Je me suis toujours tenu en garde contre les productions médicales d'un praticien encore jeune : je pense

qu'il faut la sanction du temps et de nombreuses réflexions pour mûrir une opinion relative à notre science;
aussi me serais-je bien gardé de publier ces quelques
pages, si elles étaient destinées à autre chose qu'à l'énu-
mération de faits intéressants, faits qui ne peuvent être
modifiés, puisqu'ils sont accomplis.

Je pense donc faire une chose utile, en les exposant
fidèlement et simplement. Je n'ai point cru devoir me
livrer à un travail d'érudition; je n'ai pas voulu sur-
charger chaque fait de citations qui vinssent le corro-
borer : j'ai eu pour but de signaler simplement ce qui
m'a paru en valoir la peine; les déductions seront
faciles pour les médecins.

Il y a six ans que je suis livré à la pratique civile médicale. Depuis cette époque où mes premiers pas ont été
dirigés par mon père, praticien aussi éclairé que mo-
deste, il s'est trouvé des cas bien remarquables soumis
à mon observation, et dans le domaine de la médecine
proprement dite, et dans le domaine de la chirurgie. Ce
sont les faits relatifs à cette dernière branche qui vont
faire le sujet de ce travail.

Affections de Matrice.

Il n'entre certainement point dans ma pensée de
traiter avec développement une question aussi vaste que
celle dont le titre précède. Après les beaux travaux de
Lisfranc, dont j'ai recueilli avec soin les fructueuses
leçons; après ceux de Duparque, je crois qu'il ne peut

y avoir qu'à glaner. Cependant, peut-être serait-il possible de contester certains points de détail relatifs aux
moyens thérapeutiques qu'il emploie. Les observations
qui vont suivre semblent venir à l'appui de l'assertion
que je hasarde : quelques considérations préliminaires
me paraissent indispensables pour bien établir ma manière d'envisager les maladies de matrice, et pour donner l'intelligence des moyens que je préconise. Depuis
le simple *malaise de l'utérus,* jusqu'au cancer de cet organe, il y a un grand nombre d'affections que je crois
n'être souvent que les degrés différents de la même
maladie. Ainsi, dans le principe, on ne rencontre qu'une
simple *fluxion* qui, abandonnée à elle-même, devient un
engorgement de nature variée; puis cet engorgement
devient siège d'une ulcération ; cette dernière peut dé-
générer, et alors c'est un cancer qui envahit l'organe.

Je ne tracerai point le tableau des phénomènes qui
signalent ces différentes phases : il est trop bien décrit
par Lisfranc, pour que je puisse y donner de l'intérêt
en essayant de le faire. Je dirai seulement quelques
symptômes généraux qui trahissent habituellement ces
tristes maladies à leur début, et qui les caractérisent,
quand elles ont acquis une intensité plus grande.

En général, au début, il peut n'y avoir aucun déran-
gement menstruel notable ; mais cette hémorragie est
précédée et suivie d'écoulement blanc plus ou moins
abondant. Cet écoulement finit par être permanent :
alors les malades accusent surtout des maux d'estomac
qu'elles désignent par l'expression *tiraillement;* il y a
sentiment incommode d'appétit, la tête devient dou-

loureuse, on a mal entre les épaules, on a des palpitations. Mais ce qui doit surtout éveiller l'attention du médecin, ce sont les pesanteurs éprouvées dans le bas-ventre, dans les aines, la facilité extrême avec laquelle les malades se fatiguent ; elles se plaignent *des reins,* et sont incapables de fournir une course un peu longue.

Ordinairement leur teint devient pâle, un peu jaunâtre, des taches rousses plus ou moins foncées se manifestent à la figure, etc. Il est rare que la douleur locale se surajoute à ces phénomènes, et c'est sans doute à son absence que les malades doivent cette sécurité malheureuse qui les empêche de consulter assez tôt un médecin, et qui leur font considérer comme chimériques, les craintes que ceux-ci leur expriment, lorsqu'ils sont appelés à donner leur avis. Eh bien ! quand c'est la douleur locale qui force la malade à réclamer des secours, il est *presque* toujours trop tard.

Avant de parler des moyens que je crois propres à combattre les engorgements utérins et les ulcérations qui en sont la conséquence, je crois utile de jeter quelques mots qui expliqueront pourquoi, chez la femme, cet organe est plus souvent malade que les autres, et pourquoi la guérison en est plus longue et plus difficile.

L'utérus est le siége d'une habitude fluxionnaire physiologique, qui se manifeste à chaque évolution lunaire mensuelle. C'est déjà là une prédisposition morbide, car l'influence de tous les stimulants extérieurs, et moraux et physiques, est immense sur l'accomplissement de cette fonction : tantôt elle est supprimée, tantôt elle est exagérée jusqu'à menacer la vie. Il est facile de concevoir que ces variations presque continuelles doivent être nuisibles à la santé de l'organe : aussi est-ce, comme je l'ai dit, celui de tous qui est le plus souvent affecté. On comprendra aussi que la guérison sera longue, difficile ; car, outre l'influence des causes fluxionnaires qu'on ne peut pas toujours éloigner complètement, il en est une qui, chaque mois, vient entraver la cure, si elle ne détruit pas entièrement le mieux obtenu jusque là ; c'est le retour périodique des menstrues.

Maintenant, lorsqu'à l'habitude fluxionnaire physiologique, est venue se joindre une influence morbide, la congestion devient permanente ; il y a production progressivement ascendante des phénomènes que j'ai signalés au début ; ou bien, lorsqu'il n'y a pas encore d'ulcération, l'engorgement utérin exige déjà des moyens énergiques. Mais, disons-le dès maintenant, il s'en faut de beaucoup que ces moyens soient les mêmes pour tous les cas : il faut tenir compte des antécédents et de l'état actuel de la malade. Chez les unes, il faudra des évacuations sanguïnes, des antiphlogistiques ; chez d'autres, ce seront des stimulants spéciaux de la contractilité utérine, des toniques, etc. Enfin chez le plus grand nombre, chez presque toutes, il faudra produire une révulsion énergique, répétée et quelquefois permanente. C'est ce dernier moyen qui, selon moi, doit avoir le plus d'action, lorsqu'il est bien dirigé. Je vais indiquer en peu de mots le procédé que je mets en usage et qui m'a rendu de signalés services.

Et d'abord quel est le but que je me propose ? C'est

de combattre une habitude fluxionnaire morbide siégeant sur un organe important : je dois donc chercher à
établir une autre habitude congestive sur un autre organe dont la lésion ne soit pas grave; la peau se présente tout naturellement, et c'est à elle que je m'adresse.
La malade est placée dans un bain de fauteuil ou un
demi-bain, dont la température est peu élevée (*il faut
que le sujet s'aperçoive à peine du changement de température, lorsqu'il y entre*). On applique en même temps
entre les épaules et sur les bras des synapismes qu'on
laisse aussi long-temps que possible, sans toutefois produire la vésication. Le bain se refroidit naturellement,
ou bien on y ajoute de l'eau froide, de manière à ce que
la malade passe insensiblement d'une douce chaleur à
une sensation de froid assez marquée. Pendant ce temps,
on a soin de promener la moutarde sur tous les points
du thorax et des membres supérieurs. J'affirme que l'action révulsive de ce procédé est énorme. Il va sans dire
que je suppose les organes pulmonaires en bon état;
parce que, dans le cas contraire, on guérirait la matrice,
et on activerait une maladie plus promptement mor-
telle, ce qui serait une faute impardonnable*.

Lisfranc préconise beaucoup les petites saignées qu'il
appelle *révulsives*. Sans vouloir discuter le mode d'action qu'il leur attribue, je me bornerai à dire que cette

---

* Les synapismes pourraient être remplacés chez les sujets
irritables par des ventouses sèches qu'on appliquerait en grand
nombre; on pourrait employer les cylindres de Junot ; en un
mot, on adapterait le moyen révulsif à la constitution de la malade.

révulsion est *déplétive*, et que, dans un grand nombre de cas, c'est une faute d'enlever du sang aux malades en question ; en outre que la révulsion obtenue par le moyen que j'ai déjà indiqué, est, sans contredit, plus appréciable que celle obtenue par l'autre ; les malades s'en aperçoivent dès le jour même, et puis, après quelques-uns de ces bains répercussifs, on en augmente l'action, en faisant des irrigations sur le col utérin pendant chaque séance, au moyen d'un clyso-pompe à jet continu.

Je ne m'étendrai point sur les accessoires de ce traitement ; sur le régime à suivre, les médicaments à ingérer ; ils varient presqu'autant que les sujets. Je dirai, toutefois, que ces moyens doivent, dans le cas d'ulcérations, précéder toute application locale. Je vais donc parler, sans plus attendre, du système que j'ai adopté pour guérir ces dernières ; je suppose tous les préliminaires accomplis, et l'ulcération amenée à l'état favorable pour se cicatriser. J'ai employé la cautérisation *, et, comme agent, j'ai passé en revue tous les caustiques possibles; j'ai fini par m'arrêter au caustique Filhos, comme règle, et au cautère actuel dans les cas exceptionnels.

Les Observations qu'on va lire seront suivies de réflexions qui expliqueront ma prédilection pour les deux systèmes que j'ai signalés.

---

* Il demeure bien entendu que je n'ai recours à ce moyen que dans les cas rebelles ; car je dois dire que souvent les ulcérations guérissent sans qu'il soit besoin de cautère.

Première observation.

—

ULCÉRATION DU COL UTÉRIN.

Madame....., âgée de 31 ans, vint me demander des conseils au mois de janvier 1843; elle accusait des maux d'estomac qu'elle traduisait par l'expression *tiraillements.* Elle était assez bien réglée, mais elle *voyait beaucoup en blanc*; elle souffrait de la tête, avait mal entre les épaules; du reste, elle présentait le teint jaune paille, qui résulte souvent des affections de matrice. Après avoir écouté tous ces détails, je demandai à m'assurer de l'état de l'organe générateur. Madame...... s'y décida, et je constatai un engorgement considérable du col avec une ulcération *fongueuse* de la lèvre antérieure de cet organe; elle en occupait toute la surface. Madame....., fut mise à l'usage des révulsifs, à l'emploi de modérateurs de l'organe utérin, et, au bout de quinze jours entiers, l'ulcère me parut dans de bonnes conditions pour être soumis à la cautérisation. J'avais depuis plusieurs années abandonné l'emploi du proto-nitrate de mercure, si vanté par Lisfranc, et je dirai plus bas mes motifs. Alors j'appliquai de l'alun calciné, que je maintins avec une grosse mèche de coton cardé : après quatre jours, je ne vis point d'amélioration; il me sembla même que l'ulcération avait augmenté; je vins à bout de persuader la malade, et elle se soumit à l'emploi du cautère de cuivre chauffé à blanc; j'eus soin de n'intéresser que la surface malade sans *en atteindre les bords*. Madame..... fut soumise à une irrigation d'eau fraîche qui dura trois heures, et, huit jours après, il n'y avait plus qu'un espace très-minime à cautériser; cette fois, je n'employai plus l'irrigation, et, après huit jours, un nouvel examen me permit de constater une parfaite guérison.

Deuxième observation.

Madame......, âgée de 27 ans, paraissant jouir d'une belle santé, vint me consulter, au mois de février 1843, pour des *flueurs blanches* abondantes qu'elle ne savait à quoi attribuer; l'examen des organes me fit voir une ulcération fongueuse occupant toute la lèvre posté-rieure du col. Je débutai par une saignée déplétive, puis le jour même, Madame...... fut soumise à la révulsion et aux accessoires indispensables. Ce fut 20 jours après, que la solution de continuité me parut dans les condi-tions convenables. Après beaucoup de raisonnements, je lui persuadai de me laisser agir, et, le lendemain, je la cautérisai comme dans l'observation précédente; je m'abstins des irrigations, mais on prit un bain révulsif; huit jours après amélioration très-grande; enfin, après deux autres cautérisations séparées par 5 jours d'inter-valle, la malade était guérie.

Je ne suis entré dans aucun détail sur les antécédents de ces dames; je n'ai fait que signaler les moyens inter-nes et les révulsifs supérieurs employés pour combattre un état général, dont les engorgements et les ulcéra-tions ne sont le plus souvent que l'expression; je n'ai pas dit tous les petits détails qui ont accompagné mon traitement; j'affirme seulement qu'aucune des deux personnes dont il est question, n'a éprouvé la moindre douleur au moment de l'application du feu.

Maintenant je dois expliquer pourquoi j'ai rejeté presque exclusivement le moyen vanté par le célèbre Lisfranc. Que se propose-t-on en cautérisant une ulcération en général? On a pour but de détruire des tissus qui paraissent de mauvaise nature; par ce fait même on stimule la partie en y provoquant une réaction salutaire indispensable à l'élimination de l'escarre produite; sous cette escarre apparaît une surface de bonne nature, ayant toutes les conditions convenables pour la cicatrisation. Lorsqu'on emploie un caustique liquide, il y a toujours des *bavures* et une action plus étendue qu'on ne s'est proposé, les bords de l'ulcération sont détruits et font place à leur tour à une excoriation qui revêt les mêmes qualités que l'ulcération mère, et il arrive souvent que celle-ci guérit, mais se continue par celle-là; je puis certifier avoir bien des fois poursuivi, en quelque sorte, une ulcération tout autour du col, avec le proto-nitrate de mercure, sans pouvoir la guérir; aussi aurais-je renoncé à m'occuper de ces malheureuses affections si je n'avais trouvé dans l'action du cautère actuel un moyen qui doit réussir souvent quand il est convenablement dirigé.

J'ai fait confectionner par M. Picard, coutelier à Dijon, de petits cautères en cuivre uniquement destinés à l'usage précité; avec ces instruments je puis toucher la plus petite ulcération *sans aller au-delà du mal*, ce qui je crois est une condition expresse du succès.

On a donné ce précepte mais on n'a point assez insisté sur son observation. Dans tous les cas je le formule avec assurance.... J'ai compris dans ma proscription absolue, et la potasse, et le nitrate d'argent, et le chlorure d'antimoine, et enfin tous les caustiques dont l'action ne peut être limitée d'une manière exacte, je dirai même mathématique.

Mais voici venir en 1842, M. Filhos * qui a imaginé une combinaison analogue à la poudre de Vienne : il la nomme *caustique de Vienne solidifié*. Je ne dirai point les éloges que la presse médicale lui a donnés; j'atteste seulement que l'ayant employée une seule fois, j'ai obtenu un résultat aussi complet que ceux que j'ai cités; l'action de ce caustique est instantanée ; on la dirige plus facilement peut-être que celle du cautère actuel, en ce qu'il n'y a ni la vapeur, ni la fumée, conséquence de ce dernier, et je déclare qu'à l'avenir le caustique Filhos sera pour moi la règle, et que je ne me déciderai à l'emploi du fer chaud que dans certains cas heureusement fort rares. Ainsi donc, en résumant les quelques lignes précédentes j'arrive à ces conclusions:

1° Dans les engorgements utérins, ce qui doit dominer le traitement, est l'établissement d'une habitude fluxionnaire artificielle qui combatte la fluxion mor-

---

* Le caustique dont il va être question est très-anciennement connu; Boerhaave en parle dans sa matière médicale : la formule s'en trouve très-exactement détaillée dans le Dictionnaire universel de Médecine, traduit de l'anglais, de M. James, à l'article *calx*, tome II, col. 1563.

bide; le moyen par excellence est la méthode révulsive
que j'ai indiquée *.

2° On ne doit aborder le traitement local des ulcérations, qu'après avoir amené les parties qui en sont le
siège à un état favorable à la cicatrisation de ces dernières.

3° Dans le traitement des ulcérations du col utérin, je
crois qu'il faut bannir l'emploi des caustiques liquides
ou solides autres que le caustique Filhos ou le fer
chauffé à blanc; en un mot, qu'il faut un caustique dont
l'action puisse être dirigée mathématiquement.

J'avoue très humblement que je n'ai eu connaissance
du travail de M. Filhos que sept mois après sa publica-
tion. Cette circonstance explique pourquoi j'ai employé
le cautère actuel aux mois de décembre et janvier **.

Les quelques considérations qu'on vient de lire sur
les affections utérines déclarées, ne sont que l'avant-pro-
pos d'un travail plus étendu sur le même sujet, travail
qui comprendra les soins hygiéniques auxquels doit

---

* Dans beaucoup de circonstances, je crois que les *bains
russes* devront être si non préférés, au moins employés simul-
tanément pour amener les parties à des conditions favorables ;
on doit regretter qu'il n'y ait pas encore à Dijon un établissement où l'on puisse en prendre; espérons que cette lacune
hygiénique sera bientôt remplie. L'hydrosupathie aura certainement aussi une grande influence sur la guérison des maladies
utérines.

** Depuis que ce travail est écrit, j'ai eu l'occasion d'employer
trois fois le caustique Filhos, et les résultats ont été plus ra-
pides encore, puisque le neuvième jour qui suivit l'époque de
son application, l'ulcère était guéri complètement.

être soumise la femme, depuis son enfance jusqu'à la fin de sa vie; soins hygiéniques se rapportant surtout, si je puis m'exprimer ainsi, à *l'éducation utérine*. Je ne sache pas que les auteurs se soient jamais occupés du sujet que je traiterai sous le point de vue qui sera le mien; c'était une immense lacune à remplir; loin de moi la pensée de le faire convenablement, mais, dans tous les cas, j'aurai ouvert la carrière, et de plus habiles pourront la parcourir avec plus de succès; toutefois je serai heureux si mes faibles efforts peuvent être utiles à la science et à l'humanité.

De l'emploi des sutures dans la réunion des plaies régulières.

Le groupe d'observations qui vont suivre ont pour but de préconiser la réunion par première intention et la suture dans le traitement des plaies résultant d'une opération; je ne citerai que les principales, je m'abstiendrai d'énumérer les nombreuses circonstances dans lesquelles ce moyen m'a bien réussi.

1° STÉATÔME SITUÉ A LA RÉGION CERVICALE.

Extirpation — Suture — Guérison.

R....., cultivateur, 36 ans, d'une constitution forte, sanguine, portait une tumeur située au côté droit du larynx; elle faisait une saillie mousse qui pouvait per-

mettre d'en évaluer le volume à celui d'un œuf dë pigeon.
Le siège du mal ne permettant pas de prendre un point
d'appui à la partie postérieure, la tumeur cédait à la
pression exploratrice et se perdait dans les parties de
cette région. R..... éprouvait *très-fréquemment* des
congestions oculaires à *droite*, qui cédaient à des saignées
et à un régime débilitant; il remarquait que son *mal
d'œil* coïncidait *toujours* avec un développement plus
grand de la tumeur; la déglutition devenait gênée, il
éprouvait de temps en temps des élancements.

Je n'entrerai pas dans le détail des raisons qui me
firent diagnostiquer un *stéatôme*; c'est un point étranger
à mon but : Je conseillai l'extirpation. R..... consulta
M. Bathelot de Dijon, qui fut de mon avis; je l'engageai alors à se faire opérer par ce praticien; mais, pour
des raisons qu'il est inutile de dire, le malade insista
et voulut que je fusse l'opérateur; j'avoue que j'hésitai,
car c'était la première opération *grave* que je pratiquais
sous ma responsabilité: néanmoins, je fus bientôt décidé.
Je ne décrirai point les détails de l'opération; seulement je crois en donner une idée exacte par le résumé
suivant :

Incision de la peau et du tissu cellulaire parallèle à
l'axe du col; dissection de la tumeur avec l'extrêmité
d'une spatule et avec des ciseaux : le volume en est bien
plus considérable que le diagnostic n'avait fait espérer;
cette tumeur, enveloppée d'une membrane mince, écarte
en dehors la carotide et la jugulaire profonde; je finis
enfin l'extirpation au niveau de la colonne vertébrale,
après avoir fait 9 ligatures dont je coupai les fils aussi

près que possible du nœud. Après avoir attendu une demi-heure, dans la crainte d'une hémorragie, je pratiquai trois sutures entrecoupées, et assujettis ce moyen d'union avec des bandelettes agglutinatives. Après cinq jours, j'ôtai les fils des sutures. J'avais une réunion immédiate, parfaite, moins à l'angle inférieur de la plaie où j'avais laissé un petit espace béant pour la sortie ultérieure des ligatures; le dixième jour, tout était cicatrisé, et 8 ligatures s'étaient fait issue par divers points de la ligne de cicatrisation qui s'était ouverte et refermée aussitôt. Le malade était guéri, et, sans la neuvième ligature qui avait été médiate et pratiquée dans le fond de la plaie avec une aiguille courbe, le malade fût retourné chez lui. Le quinzième jour, un petit abcès, de la grosseur d'une noisette, fut ouvert sur un point de la cicatrice, et le fil se trouvait dans le pus; depuis ce temps le sujet jouit de la plus belle santé.... *Son œil n'est plus devenu malade.*

J'ai rarement vu déployer un courage aussi grand que celui de R.....; l'opération était délicate, difficile: je ne sais même si j'eusse réussi, sans la patience et l'énergie du malade; je dois dire qu'il me seconda admirablement.

Un fait bien remarquable ressort de ce qui précède : je veux parler de la coexistence de ces congestions oculaires avec la tumeur, et leur disparition après l'opération.

En 1826, M. Legallois fit insérer, dans la *Revue médicale,* au mois de juin, un article intitulé : *Aperçus sur quelques maladies qui paraissent consécutives à une affection du nerf grand sympathique* : il résulte de ce travail qu'il y a une connexité bien remarquable entre les lésions du grand sympathique et l'appareil oculaire. Les expériences de M. Dupuy d'Alfort, des observations pathologiques ultérieures, ont démontré d'une manière victorieuse que des injections vives de la conjonctive, des éblouissements, quelquefois des suppurations de l'œil et la perte de cet organe, avaient été la conséquence de l'ablation ou de la lésion du ganglion cervical supérieur. Dans le cas précédent, la tumeur, par son développement, comprimait précisément ce ganglion, et, ce qui rend cette assertion encore plus concluante, c'est le disparition complète des ophtalmies de R....., depuis l'ablation de son stéatôme.

J'ai fait ressortir cette circonstance, parce qu'elle peut avoir une influence avantageuse sur le diagnostic des inflammations de l'œil, dans certains cas, et diriger le praticien sur la véritable cause, et, par conséquent, sur les seuls moyens thérapeutiques à employer.

—

Je me bornerai ici à signaler simplement le résultat obtenu, en ce qu'il fait ressortir l'immense avantage de la réunion immédiate sur la secondaire. La dame, sujet de l'observation, portait une tumeur squirrheuse à chaque sein. Celle du côté droit fut enlevée par mon père qui fit suppurer la plaie ; 15 jours après j'extirpai le squirrhe siégeant à gauche ; deux points de suture entrecoupées obtinrent une réunion complète au bout de 8 jours, tandis que la plaie, résultant de la première

opération, suppura encore 9 jours après la parfaite guérison de la seconde. Ainsi la cicatrisation secondaire fut
32 jours à se former, tandis que la cicatrisation par
première intention ne mit que 8 jours.

2° LIPÔME ÉNORME.

Extirpation. — Suture. — Guérison.

M. L. B...., de Villecomte, avait un énorme lipôme
s'étendant depuis le bord spinal et supérieur de l'omo-
plate jusque dans le creux de l'aisselle; l'ablation fut
faite très-rapidement, malgré la dissection nécessaire
des vaisseaux et des nerfs axillaires; l'incision de la peau
avait 30 centimètres de longueur. Je pratiquai neuf
sutures entrecoupées; dans l'intervalle, j'appliquai des
bandelettes agglutinatives; je comprimai mollement
avec de la charpie, et, après quinze jours, la réunion
était complète, et quatre ligatures que j'avais été obligé
de faire étaient sorties. Dans l'espèce, il y avait un immense avantage à prévenir la suppuration; car chacun
sait à quoi elle entraîne, quand elle siége dans le creux
de l'aisselle : ce sont des décollements, des clapiers qui
rendent interminable la maladie, lorsque toutefois il ne
se manifeste aucun autre accident, tels que des phlé-
bites, des inflammations du plexus brachial, etc.

Je m'arrêterai. Quant aux détails d'autres opérations,
je dirai seulement que, sur plus de trente faits graves,
eu égard à l'étendue de la plaie, j'ai toujours obtenu,

moins une fois, une réunion immédiate, rapide, et que toujours j'ai employé des sutures.

Je me serais dispensé d'aborder ce point de chirurgie, car je le croyais incontesté en principe ; mais, ayant été témoin plusieurs fois d'une application opposée, j'ai cru de mon devoir de l'exposer pratiquement. Je sais fort bien qu'à Paris, dans les hôpitaux du centre, on obtient peu de succès par l'emploi de ce moyen ; cela tient certainement à l'insalubrité des lieux ; mais à l'hospice St.-Louis, M. Jobert n'a pas d'autre pratique et réussit fort bien. A Montpellier, à Lyon, c'est la règle, et la réunion secondaire, l'exception. M. Bonnet emploie la suture entortillée dans beaucoup d'amputations de cuisse et *à fortiori* dans les autres cas. Je crois Dijon topographiquement placé de manière à autoriser cette méthode ; au surplus, les nombreux résultats que j'ai obtenus, me permettent de l'affirmer. On a reproché aux sutures d'être un surcroît de douleur ajouté à l'opération ; je ne le nie point ; mais je dirai qu'il est puéril de mettre en ligne un inconvénient si minime qui doit procurer de si grands avantages. On a dit qu'elles produisaient quelquefois des accidents nerveux, je n'en ai jamais rencontré, je l'atteste ; et cependant j'ai été témoin d'une immense quantité de faits pendant mon internat à l'Hôtel-Dieu de Lyon.

Employons donc les sutures, et nous éviterons ces interminables suppurations qui entraînent si souvent les malades.

Injection de la veine ombilicale pour provoquer l'expulsion du placenta.

Le 23 août 1839, je fus mandé, à une lieue d'Is-sur-Tille, pour assister une jeune femme qui était en travail d'enfant. L'accouchement se fit très-naturellement, quant à l'issue du fœtus; puis aussitôt, à huit heures du matin, un calme complet; après une demi-heure, voyant qu'aucune douleur n'annonçait le rejet du placenta, je portai la main pour m'assurer s'il n'était pas descendu, et à peine fut-elle introduite, qu'une contraction brusque me la serra fortement, et persista pendant cinq minutes. Voyant l'impossibilité de manœuvrer dans cette position, je retirai ma main, et, en la réintroduisant, je trouvai l'utérus contracté en forme de sablier; j'attendis en vain; j'administrai un demi-lavement laudanisé; je tentai d'introduire mes doigts, afin de dilater l'étranglement: tout échoua. Il était nuit, j'envoyai chercher mon père, nous pûmes injecter dans le fond de l'utérus un peu de décoction de seigle ergoté; nous revînmes au lavement sédatif, nous tentâmes de nouveau la dilatation; mais cette dernière manœuvre produisait de vives douleurs. Ce fut alors que je me décidai, après une longue conversation avec mon père, à pratiquer l'injection de la veine ombilicale, selon la manière de Mojon de Genêve. Nous étions arrivés à 4 heures du soir, et c'était par conséquent trente-deux heures après la sortie de l'enfant: j'injectai, avec une seringue de femme armée d'une canule effilée, trois fois le contenu de l'instrument (eau froide simple) sans aspirer préalablement chaque injection précédente, et voici succinctement ce qui se passa : *sentiment de froid dans le bas-ventre; après cinq minutes, tremblement musculaire général, claquement des dents, délire violent, pleurs; après une demi-heure, cessation de cet état, collapsus général, la main portée dans le vagin en retire le placenta qui y était descendu, la matrice est contractée à l'état normal; les lochies s'établirent comme à l'ordinaire,* et la malade fut rapidement guérie, comme cela arrive habituellement dans nos campagnes.

Il est inutile de faire remarquer que la matrice a dû nécessairement participer aux convulsions musculaires générales, et, partant, se contracter de manière à faire cesser l'état irrégulier où elle se trouvait. Je pense donc que cet appareil de symptômes qui m'avaient d'abord effrayé, est indispensable, du plus au moins, pour obtenir le résultat que je cherchais.

J'ai rapporté ce fait, non pour engager à employer souvent l'injection de la veine ombilicale, dans des cas de délivrance difficile, mais pour que l'on sache l'effrayant appareil de symptômes qui peuvent succéder à cette manœuvre, car M. Mojon n'en parle aucunement; et aussi pour rappeler ce moyen qui, dans certain cas, peut rendre de grands services.

Hernies étranglées.

Parmi les cas de hernies étranglées qui furent opérées par moi, je ne rencontrai que deux faits sortant de la règle commune.

Le premier, dont un vieillard de soixante-dix ans était l'objet, me présentait une tumeur énorme formée par le *cæcum*. Je crois qu'il est utile de signaler cette circonstance, car on trouve rarement le gros intestin engagé dans l'anneau inguinal; l'aspect qu'il présente diffère de celui de l'intestin grêle et pourrait *peut-être* causer une méprise. Il serait possible en effet de croire à l'existence d'un *second sac*, puisque cela se rencontre quelquefois. Alors on conçoit les accidents qui résulteraient d'une semblable erreur : ouverture de l'intestin, anus contre nature, et les conséquences de cette infirmité.

Le vieillard dont il est question guérit parfaitement; mais je dois avouer que la nature eut bien de la puissance chez lui, car, après l'opération, il fut impossible de l'empêcher de se lever pour exécuter les fonctions inférieures. Il était mal gardé, et, chaque jour, il se levait au moins deux ou trois fois. Ces fautes, qu'un autre eût payées de sa vie, ne retardèrent pas sa guérison qui eut lieu après six semaines.

Le second fait vient à l'appui de ce que je viens de dire sur l'existence d'un double sac.

Je fus obligé d'opérer un homme âgé de soixante-huit ans qui portait une énorme hernie étranglée inguinale droite. Après l'ouverture du sac, qui était épais, fibreux, je fus surpris de rencontrer une seconde enveloppe, épaisse, dure, et n'offrant point l'aspect de l'intestin. J'en explorai la surface, et, près du collet, je trouvai une ouverture à travers laquelle j'aurais pu introduire mon petit doigt. Je reconnus bien facilement que j'avais affaire à un second sac, et je l'incisai : il était dur, blanc, organisé comme un tissu fibreux. L'opération fut promptement terminée, après toutefois que j'eus excisé les parois des deux sacs. La guérison s'opéra très-bien. J'insiste sur cette circonstance, à savoir, que les deux sacs étaient complétement organisés et séparés l'un de l'autre par un liquide assez abondant. Dans les cas analogues, il arrive ordinairement que le second sac n'a point l'aspect fibreux, car c'est tout simplement le péritoine qui le forme, n'ayant pas encore eu le temps d'être épaissi par l'inflammation.

J'ajouterai que j'ai l'habitude d'employer la réunion par première intention, avec des sutures entrecoupées, pour panser la plaie qui résulte de l'opération. Je laisse une petite ouverture au bas de la solution de continuité pour l'écoulement de la sérosité et du pus éventuel, et je trouve que la guérison est rapide. J'ai pratiqué sept fois cette opération, et il ne m'est pas encore arrivé d'accident en agissant ainsi.

Une fois, entr'autres, j'ai eu à m'en féliciter, car j'avais opéré un épileptique, et je suis persuadé que, sans les sutures, nous aurions éprouvé quelque chose de grave pendant un accès qui suivit de près la manœuvre opératoire.

Cataractes.

Depuis un an que j'habite Dijon, j'ai pratiqué vingt-trois opérations de cataracte. Je ne donnerai aucun détail sur ces différentes observations; seulement j'en signalerai les résultats.

Les vingt-trois opérations ont été pratiquées sur quatorze individus. Neuf ont été opérés sur les deux yeux,
et cinq sur un seul. Trois personnes n'ont retiré aucun bénéfice de l'opération ; toutes les autres voient plus
ou moins bien, les unes très-distinctement, les autres
assez pour vaquer à leurs occupations. Parmi ces dernières, se trouve un aveugle-né, qui avait 36 ans au
moment de l'opération.

Il serait hors de propos de disserter sur une maladie
qui est décrite dans tous les auteurs, d'exposer minu-
tieusement chaque opération : cela se trouve par-
tout. Seulement je dirai que le procédé adopté par
moi comme règle, est, avec les moyens de fixation de
l'œil de M. Bonnet de Lyon, * *l'extraction*, et que je
n'emploie *l'abaissement* soit *latéral*, soit *antero-posté-
rieur*, que dans les cas exceptionnels. Je dirai encore que
j'ai rencontré un fait curieux, auquel je ne *connais* pas
d'analogue. Après avoir pratiqué rapidement la section
de la cornée à l'œil droit d'une jeune fille, le cristallin
s'échappa, sans que j'aie eu besoin d'aller le chercher.
Je n'avais lésé *aucune autre* partie que la cornée ; eh bien !
chose bizarre, après plus de cinq minutes il survint une
hémorragie qui dura très-long-temps, et qui fut abondante. Si elle eût été produite par l'incision, le sang eût
coulé immédiatement : je pense plutôt que cet accident
fut causé par l'état variqueux des vaisseaux de l'œil, qui,

---

* J'ai fait couder à angle presque droit la pince destinée à
fixer l'œil, afin que la main de l'aide ne gêne point l'opérateur,
je dois dire ici que M. Picard a exécuté cet instrument avec une
habileté et une perfection remarquables.

n'étant plus comprimés par les humeurs de cet organe, ont dû se rompre. En effet, je pratiquais cette opération comme *ultima spes* : je n'avais point la pensée de réussir; car l'œil était malade; il était déformé, et, dans les bosselures bleuâtres de la sclérotique, on distinguait des vaisseaux dilatés.

J'ai vu, chez une autre personne, deux opérations successives très-rapidement faites, n'être suivies *d'aucune* douleur, et cependant, de jour en jour, l'iris se resserra de manière à oblitérer la pupille et à tendre un voile impénétrable au-devant de la rétine, et l'œil se déforma. Ce fait est remarquable, en ce que ces phénomènes se produisirent sans douleur.

Un autre homme m'offrit un cas de guérison rapide comme je n'en ai jamais vu : quatre fois 24 heures après l'opération, les deux yeux étaient cicatrisés d'une manière imperceptible; ils n'étaient point injectés, de façon que j'eus besoin de la certitude matérielle d'identité et de l'examen à la loupe pour m'assurer que c'était bien mon malade.

J'ai remarqué que les cataractes opérées par moi se comportaient, quant au succès, ainsi qu'il suit:

L'œil le plus anciennement cataracté offrait à la manœuvre opératoire plus de facilité que l'autre; ce dernier devenait toujours le siège de l'inflammation, quand ce phénomène survenait après l'opération. Cette particularité ne tiendrait-elle pas aux causes suivantes?

Les anciens disaient qu'il ne fallait opérer la cataracte que lorsqu'elle était *mûre*, c'est-à-dire bien opaque, par conséquent long-temps après l'invasion de la maladie * ; ce conseil me semble très-bon, et en voici les raisons :

La cataracte se développe sous l'influence d'un travail morbide, dont l'essence nous a échappé jusqu'ici ; ce travail n'a probablement de terme que l'opacité complète du cristallin, qui correspond à ce que les anciens appellent époque de maturité. Eh bien, si l'opération est pratiquée, lorsque l'œil est encore le siège de ce travail morbide, ne peut-on pas penser raisonnablement que cet organe est dans de mauvaises conditions pour subir une opération?... En second lieu, l'œil anciennement et complètement cataracté a beaucoup perdu de sa sensibilité, car la privation d'exercice affaiblit les agents d'une fonction ; aussi la manœuvre opératoire ne développe-t elle presque jamais d'accidents dans ces circonstances. Mais l'œil récemment cataracté n'a rien encore perdu de sa vitalité ; il est donc possible que l'incision ou la ponction l'impressionne trop vivement et y détermine une inflammation plus tôt que si depuis long-temps l'abolition de sa fonction en avait émoussé la sensibilité.

Ainsi, deux causes peuvent exister dans la production des phénomènes inflammatoires, envahissant de préférence l'œil moins anciennement cataracté : 1° l'existence du travail morbide déterminant la formation de la cataracte ; 2° la persistance de toute la vitalité de l'œil, la cataracte étant récente.

Les déductions pratiques, ressortant de ce qui pré-

---

* Ce précepte a été donné sans être appuyé de raisonnements.

cède, seront exposées plus tard; je crois qu'il y aura peut-être quelques préceptes qui n'ont été formulés, que je sache, par aucun auteur.

Strabismes.

Je n'ái besoin ici que de signaler des résultats, car il est inutile de parler de détails. Il me suffira de dire que pour l'opération que réclame l'infirmité désignée par le titre de ce paragraphe, j'emploie le procédé de M. Bonnet de Lyon. Je n'aurais pas attiré l'attention sur ce sujet, acquis désormais à la science; mais comme on a contesté, *à priori*, la permanence des résultats, je me crois obligé de répondre, et, c'est en énumérant des faits, que j'espère renverser les doutes qui peuvent exister.

J'ai opéré quinze *strabiques*, j'ai eu quatorze succès complets. Le quinzième sujet est une jeune fille chez qui le strabisme, qui était convergent, est devenu divergent, mais cependant de manière à me faire espérer une rectification probable. Le premier opéré date *de deux ans*, et le dernier de huit mois. Je ne cite point ceux que j'ai traités depuis ce temps; car je ne veux les mettre en avant qu'après six mois de guérison confirmée. Je pourrais dire que j'en ai cinq qui, opérés depuis ce temps, sont aussi réguliers que les autres.

Aux personnes à qui les faits ne suffisent pas pour les convaincre, et à qui des raisonnements sont nécessaires, j'indiquerai le bel ouvrage de M. Bonnet de Lyon, intitulé : *Traité des séctions tendineuses et musculaires dans le strabisme, la myopie, etc.*

Elles y verront la science adoptant l'empirisme, mais en lui donnant le baptême de la logique ; et si le doute ou la négation persiste encore dans leur esprit, c'est qu'il faudra désespérer d'y jamais pénétrer.

Amputation de la moitié gauche du maxillaire inférieur.

Je ne relaterais point cette observation, si elle ne m'avait fourni l'occasion de constater une particularité qu'il est bon de ne pas laisser tomber dans l'oubli.

C...., 45 ans, cultivateur à Saint-G.-le-R., avait été opéré d'un cancer de la lèvre inférieure en 1841. Au bout de huit mois il y eut une récidive qui nécessita une seconde opération : enfin, dans le courant de 1842, il s'aperçut que la glande sous-maxillaire gauche était dure, et devenait le siége de douleurs vives et lancinantes. Son médecin lui conseilla l'extirpation ; mais le malade, circonvenu par de mauvaises suggestions, se livra aux mains d'une personne qui lui promit de guérir rapidement ce qu'il nommait un abcès. C'est dans le sens de cette dernière affection qu'il fut traité. On ouvrit la tumeur, et, de ce moment le caractère cancéreux se dessina de manière à ne plus permettre de doute. Néanmoins, on l'entretint jusqu'à l'année 1843, époque à laquelle son premier médecin, à qui il se confia de nouveau, le trouva dans l'état suivant : — Tumeur énorme occupant toute la partie gauche du corps de l'os maxillaire inférieur et s'étendant en bas jusqu'à trois centimètres de la clavicule; au niveau de la glande sous-maxillaire, une ouverture à bords taillés à pic, rendant une sanie fétide; l'os paraît envahi depuis l'angle de ce côté jusqu'à la symphyse. La mâchoire était appliquée contre la supérieure avec une force invincible; toutes les dents étaient fort belles, ce qui rendait la nutrition presque impossible : ce malade souffrait horriblement. C'est alors que j'entrai en relations avec M. le docteur Humbert, que son rare mérite et son beau caractère me rendent heureux de compter comme ami.

Il fut décidé que, le 23 janvier, je me rendrais à Saint-G., pour examiner le malade, et, le cas échéant, pour pratiquer l'opération. Dans l'intervalle qui s'écoula entre l'envoi de ma lettre et mon voyage, C.... eut une fluxion énorme qui envahit tout le côté gauche de la face; puis survinrent, par la plaie, des hémorragies abondantes qui firent disparaître le gonflement et s'arrêtèrent d'elles-mêmes.

Enfin, le 23 janvier, j'arrivai et j'ai été assez heureux pour être assisté de MM. Sonnois, praticien distingué de St.-Seine, sur les qualités de qui l'affection que je lui porte m'empêche de m'étendre, Humbert, de St.-Marc, médecin du malade, Junot, d'Aisey, Regnier, interne de l'hôpital de Dijon, et Mian, vétérinaire d'Aisey.

Nous décidâmes que la seule planche de salut qui pouvait s'offrir à ce malheureux, était l'ablation de toutes les parties compromises : il y était décidé depuis long-temps. En conséquence, je procédai à l'opération.

Je n'entrerai dans aucun détail sur la dissection de cette tumeur. Je signalerai seulement les faits saillants qui accidentèrent la manœuvre. — 1° Incision verticale partant du bord cutané de la lèvre inférieure et s'étendant à la partie inférieure du larynx sur la ligne médiane; 2° incision s'étendant du lobule de l'oreille et venant obliquement, en passant dans le sillon maxillo-parotidien, se réunir à la partie inférieure de la première incision; 3° dissection de la peau qu'on relève sur la face. Je ferai remarquer que l'orifice buccal fut intégralement respecté; ce qui est, je crois, une circonstance favorable pour faciliter les réunions, et rendre moins apparentes les difformités qui succèdent souvent à ce genre d'opération. J'avais découvert toutes les parties malades, je pus constater que l'os était envahi depuis la symphyse jusqu'au dessus de l'angle parotidien.

J'introduisis avec peine le crochet d'une clé de Garangeot entre les dents serrées, et je pratiquai l'avulsion de la première incisive droite; je passai ma scie à chaînette au moyen d'une grosse aiguille, et la section de l'os fut rapide. Je voulus détacher l'autre extrémité de la mâchoire, et pour cela j'employai la scie de Heine, modifiée par M. Samson, de Paris; je passai le couvre-scie au bas du condyle et de l'apophyse coronoïde; j'armai l'instrument, et bientôt l'os fut coupé. Il y avait au fragment neuf dents superbes : je le détachai d'abord très-rapidement, parce que je craignais une hémorragie, mais je fus bien surpris de ne point en avoir; ainsi j'avais coupé l'artère faciale, la maxillaire inférieure, les ptérygoïdiennes, et rien n'avait saigné. Je détachai avec précaution la tumeur molle qui s'étendait jusqu'à la clavicule; je mis à nu tous les vaisseaux et nerfs de cette région, et la seule branche qui donna du sang fut la sublinguale, lorsque j'eus enlevé les glandes de ce nom, et encore n'était-ce qu'en *bavant* qu'elle fournissait le liquide. Après une demi-heure d'attente, nous réunîmes, au moyen de la suture entrecoupée, les lambeaux que j'avais taillés, puis nous couchâmes le malade. La langue avait été fixée à l'oreille au moyen d'un fil passé à travers sa pointe; car, lors de la section de ses attaches antérieures, elle s'était jetée dans le pharynx et avait menacé le malade d'asphyxie.

Au bout de huit jours, tout était cicatrisé, quand C....., impatient de jouir du bénéfice de ce qu'il croyait être sa guérison, voulut abandonner le long tube qui lui avait servi jusqu'alors pour boire : un effort se produisit, et comme il résultait de contractions qui n'étaient plus en harmonie entre elles, la déglutition s'opéra mal, et le liquide s'introduisit dans le larynx ; une toux suffoquante, qui dura un peu de temps, détermina la rupture de la cicatrice. — J'arrivai le lendemain et je réunis de nouveau, au moyen de la suture entortillée, après avoir rafraîchi les bords de la plaie. Les lambeaux étaient froids, le malade devenait faible, nous le pansâmes avec du vin aromatique, et il fut soumis à un régime aussi analeptique que possible.

Après dix jours, je fus obligé de retourner à Saint-G., car la suture avait encore été détruite. Je la repris de nouveau, elle réussit cette fois : mais le malade maigrissait continuellement; enfin il mourut un mois après l'opération, dans un état d'émaciation très-remarquable.

Je reçus cette nouvelle, qui me fut annoncée par M. le curé de Saint-G., et j'avais compris que l'autopsie ayant été faite, on avait trouvé une masse cancéreuse dans la poitrine; je m'étais trompé. Voici les faits: M. Humbert se trouvait absent pendant les trois jours qui coïncidèrent précisément avec la mort de C..... On ne fit donc pas l'ouverture, mais voilà ce qui avait été constaté: c'est, qu'au niveau de l'estomac, il était facile, avant la mort, de percevoir une tumeur dure qui, vû l'état du malade, ne pouvait être que cancéreuse.

Au reste, je livre le fait sans réflexions. Je me bornerai à faire remarquer cette absence d'hémorragie dans un cas où l'analogie nous en faisait redouter une considérable. Comment se fait-il qu'autour de cette masse cancéreuse, tous les vaisseaux principaux aient été oblitérés, tandis que dans l'espèce, en général, les plus petits rameaux acquièrent un énorme développement?

L'hémorragie qui précéda l'opération eut-elle de l'influence sur l'oblitération vasculaire? quel fut alors son mode d'action? L'énorme fluxion qui existait huit jours avant, constituait-elle une inflammation qui aurait produit le phénomène singulier que j'ai signalé? Mais cet état congestif fut jugé par une abondante hémorragie. Quels sont donc les vaisseaux qui la fournirent?...... Je crois qu'il vaut mieux s'arrêter au fait simple, en prendre note et ne pas s'égarer dans un dédale d'explications plus ou moins ingénieuses: la nature a des mystères devant lesquels on doit s'incliner.

Je n'ai point abordé la grande question d'opportunité de l'opération après une récidive, je ne ferai que répéter ce qui a été dit à satiété par les partisans de l'expectance et par ceux des moyens actifs ; je me bornerai à exposer ma règle de conduite. Lorsqu'on réclame mon avis pour une opération, je ne me suis jamais écarté du principe suivant : *L'opération placera-t-elle le malade dans des conditions plus favorables que celles où il se trouve ?* La réponse à cette question est ce qui me dirige dans tous les cas.

Tumeurs érectiles *.

M. Rigal de Galliac fit insérer dans le *Bulletin de thérapeutique* (octobre 1841) un travail intitulé : *Sur le traitement chirurgical du goître par la ligature sous-cutanée.* J'ai admiré le beau succès obtenu par ce procédé, je partage toutes les réserves faites par l'auteur lui-même ; mais il n'est pas de mon objet de discuter ce fait : j'en ai parlé seulement pour rendre à César ce qui appartient à César, et pour indiquer où j'ai puisé l'idée d'appliquer la ligature sous-cutanée à un autre ordre de tumeurs, aux *tumeurs érectiles.*

Dupuytren, qui, le premier, a fait l'histoire de ces tis-

---

* Depuis que ces opérations sont faites, je sais que M. le professeur *Páris,* aussi habile opérateur que savant anatomiste, a guéri une maladie analogue siégeant au côté externe de la paupière, en pratiquant l'ablation de la tumeur ; le siége du mal explique la guérison sans difformité.

sus morbides, a employé, pour les guérir, et la ligature et la cautérisation, puis enfin l'extirpation; et c'est à ce dernier moyen qu'il s'est arrêté comme étant le meilleur : depuis on s'est contenté de suivre les errements du maître et probablement on a eu raison *.

Cependant, quelquefois ces tumeurs siégent dans certaines régions ou la moindre déperdition de substance donne lieu à une cicatrice vicieuse, à la face par exemple, sur l'aile du nez, sur les paupières : dans ces cas, je crois que l'extirpation ne pourrait être employée sans exposer les malades à des infirmités graves ; aussi est-ce dans deux cas semblables que j'ai dû songer à une autre voie, et que j'ai été conduit à appliquer la ligature sous-cutanée ; leur histoire va suivre :

1° Madame..... de Nuits, se présenta chez moi, pour être débarrassée d'une petite tumeur située sur l'aile gauche du nez; elle présentait le volume d'une petite noisette, ayant une forme oblongue, une surface unie comme une peau de cerise, la coloration était violette; du reste la grosseur devenait plus grande si madame toussait ou faisait quelqu'effort ; elle était unie à la peau par un collet rétréci. Je craignis de couper cette excroissance, car il eût fallu certainement cautériser la surface saignante pour arrêter l'hémorragie, et alors, cicatrice vicieuse qui eût attiré l'aile du nez en haut et en dehors. Je ne m'arrêterai pas non plus sur la ligature

---

* Je ne parle ni du procédé qui consiste à larder la tumeur de nombreuses aiguilles, ni de l'inoculation de la vaccine ; les faits ne me paraissent pas encore assez nombreux pour faire autorité.

en masse, parce que celle-ci ayant déjà été pratiquée, il y avait eu récidive rapide. C'est alors que l'observation de M. Rigal me revint à la mémoire, et que j'espérai pouvoir appliquer son procédé à l'espèce, me félicitant d'avoir un moyen qui prévînt une cicatrice.

Je pris une aiguille courbe à suture très-fine, munie d'un fil de soie, et la faisant parcourir sous la peau le tour de la tumeur, je la fis sortir par l'ouverture d'entrée : alors je fis un nœud, puis un second que je séparais du premier par un petit bâtonnet garni de linge, chaque jour, on serrait de nouveau, et, après 15 jours, il n'y avait plus de traces de la maladie.

2° Le 6 février 1843, on m'apporta une petite fille de 4 mois, qui portait une tumeur érectile sur la paupière supérieure gauche; elle présentait la même colorisation que la précédente; mais le volume et la forme étaient tout autre; elle avait la forme et le volume d'une moitié de noix qui aurait été appliquée à plat sur la paupière, depuis son bord libre à son bord adhérent. Ce tissu morbide était à peine appréciable à la naissance de l'enfant, et l'on avait jugé convenable de n'y rien faire; mais le développement rapide qu'il prit, effraya ses parents qui me dirent qu'on leur conseillait l'extirpation, mais qu'ils désiraient que je me chargeasse de cette opération..... Après avoir bien examiné l'enfant, je leur répondis que je ne voulais point pratiquer l'extirpation de la tumeur, parce que l'hémorragie qui suivrait rendrait indispensable l'emploi du cautère actuel et qu'en-

suite le bord libre de la paupière, attiré par la cicatrice
contre le bord adhérent, entraînerait des accidents incal-
culables; mais je leur proposai d'appliquer la ligature
sous-cutanée comme seul moyen d'espérer une guérison sans inconvénients : on consentit à tout, et, le 8
février, je procédai à cette opération comme j'avais fait
dans le cas précédent. Seulement je fus obligé de faire
sortir plusieurs fois l'aiguille pour étreindre toute la
tumeur, et chaque fois j'avais soin de la réintroduire
par la même ouverture pour lui faire continuer sa
route circulaire (compresses d'eau entretenue froide
pour tout pansement). Le 17, la ligature était sortie par
l'ouverture d'entrée, et, le 25, l'enfant fut emmené à la
campagne (l'eau servant à imbiber les compresses fut
à cette époque, chargée de sulfate d'alumine). Du moment où la ligature eut traversé la tumeur, celle-ci se
couvrit d'une croûte qui suinta jusqu'au 22 juin, tout
devint sec; la paupière a repris sa souplesse ordinaire.
Je dois dire ici que cette petite opération m'a paru très-
difficile, parce que j'avais à éviter la conjonctive que
je craignais de traverser; au reste tout se passa bien, et
l'œil ne fût pas même injecté. Cet enfant porte d'autres petites tumeurs de la même nature sur les bras, le
dos et le cuir chevelu; j'ai pensé qu'on pouvait en ajour-
ner le traitement, car leur développement ne fait pas
craindre pour l'intégrité des parties où elles siégent.
D'un autre côté, il est possible que la maladie de la
paupière se reproduise sur les limites que la ligature a
tracée : dans ce cas, il y aurait plus de facilité pour l'o-
pération, que je n'hésiterais point à pratiquer de nou-

veau. Je pense que le sujet se fortifiant et se nourrissant convenablement, acquerra une constitution meilleure, et verra disparaître cette prédisposition native à l'évolution du tissu érectile anormal.

Ces observations étaient écrites quand parut, dans l'exposé des travaux de la Société médicale du département de la Moselle, un mémoire de M. Guillaume de Sarreguemine, où ce médecin traite des tumeurs érectiles; il passe en revue les divers moyens employés contre elles jusqu'à ce jour; il dit avec raison qu'il ne faut en employer aucun d'une manière exclusive et que, selon l'espèce, on peut avoir recours avantageusement aux uns ou aux autres. Il parle de la ligature, mais son procédé diffère beaucoup de celui que j'ai indiqué; en effet, il passe deux doubles fils crucialement à travers la base de la tumeur et étreint ainsi cette dernière en comprenant les téguments qui la recouvrent, * tandis que je ne les intéresse aucunement par la méthode que j'ai décrite. A la suite de son opération, il reste une plaie dont la cicatrisation n'est pas toujours sans influence fâcheuse sur l'harmonie des régions où elle siége, au lieu que, par mon procédé, il n'y a point cela à redouter: la tumeur est absorbée et les téguments restent sains.

La ligature *sous-cutanée* peut s'appliquer à un grand nombre de tumeurs; je crois que c'est un moyen qui a

---

* Ce procédé rappelle celui que Thevenin de Lyon appliquait à la guérison de l'exomphale des enfants. (Œuv. de maître François Thevenin, etc. Edit. 1669, pag. 27. « *La quatrième et dernière manière est la plus seure*, etc. »)

de l'avenir. Je ne prétends pas au reste m'en attribuer l'idée ; c'est à M. Rigal de Gaillac, et au procédé de M. Ricord pour la guérison du varicocèle, qu'il faut en rapporter le principe, lequel doit être modifié selon les divers cas qui pourront en réclamer l'emploi.

Rétraction permanente des Doigts par contracture des muscles.

FLEXION ET ADDUCTION EXAGÉRÉE DU POIGNET. — GUÉRISON.

Trois séances de Ténotomie.

L'opération dont on va lire l'histoire est intéressante sous plusieurs rapports, et d'abord parce que jusqu'au jour où je la pratiquai, on n'avait obtenu que des insuccès et on avait désespéré de remédier à l'infirmité pour laquelle on avait imaginé de la faire ; en outre j'ai appliqué à la section des tendons un moyen qui permet de les atteindre au milieu des parties les plus riches en nerfs et en vaisseaux, sans craindre la lésion de ceux-ci. Ce moyen est extrêmement simple, comme on le verra en lisant l'observation suivante ; je n'en revendique point l'idée, mais seulement l'application à la section de tendons profondément situés et environnés d'écueils.

J'ai été conduit à l'application de ce procédé par la lecture de l'ouvrage de M. Bonnet de Lyon, sur les *Sections tendineuses et musculaires.* Ce grand chirurgien, dans un passage relatif à l'espèce qui m'occupe,

s'exprime ainsi : « Pour conserver aux muscles fléchis-
» seurs des doigts leur action normale, il faudrait les
» couper à l'avant-bras ; mais d'autres motifs empêchent
» de pratiquer l'opération dans cette région. En effet,
» si on coupe les muscles à la partie inférieure de l'a-
» vant-bras, on risque de blesser le nerf médian et de
» produire ainsi une lésion beaucoup plus grave que la
» maladie qu'on cherche à combattre, etc. »

J'ai pensé que le problème à résoudre était celui-ci :
*Couper les tendons à l'avant-bras sans courir le danger
de blesser les autres organes de cette région ;* c'est alors
que m'est venue la pensée dont je viens de parler.

Paulin F...... de B...., âgé de 9 ans, se fractura les os
de l'avant-bras gauche dans le courant d'octobre 1841.
La réduction opérée fut maintenue par l'appareil ordinaire, compresses graduées, attelles, tours de bandes,
etc. Peut-être la striction était-elle trop forte, puisqu'après trois semaines, à la levée de l'appareil, on trouva,
à la face palmaire de l'avant-bras, une escarre qui avait
la longueur des compresses ; elle intéressait l'épaisseur
de la peau, d'où suivit une suppuration longue, abondante, et une cicatrice qui fit adhérer les muscles au
tissu inodulaire qui la constituait.

Dès l'époque de la levée de l'appareil, on avait constaté une rétraction des doigts contre laquelle on pres-
crivait l'exercice de ces appendices et l'extension de
chaque instant, afin de rétablir des fonctions aussi im-
portantes; mais, loin de diminuer, la rétraction augmenta
tellement qu'il ne fût plus possible de pratiquer la moindre tension dans le sens opposé, sans développer des
douleurs très-grandes.

C'est alors qu'il me fut amené et voici ce que je constatai : *Bras et avant-bras atrophiés, rétraction perma-nente des doigts, flexion exagérée et adduction considérable du poignet, le pouce étendu.* Je diagnostiquai que ces phénomènes étaient évidemment produits par la contraction des muscles ; mais que cette contraction s'était manifestée lentement sous l'influence de l'inflammation suppurative qui avait été nécessaire pour éliminer l'escarre, et que la cicatrice se formant, avait, si on peut le dire, surpris les muscles dans cet état, et rendu leur contraction permanente par adhérence. Je crus aussi que probablement la cause ayant exercé une action limitée par les muscles superficiels, ceux-ci seulement devaient être intéressés. Je pensai donc que l'intégrité probable du fléchisseur profond me permettrait de tenter une opération qui jusqu'alors avait été proscrite ; aussi je n'hésitai pas à proposer la Ténotomie comme seul moyen de guérison.

Mais je n'étais point cependant sans inquiétude ; je savais que jusqu'alors toute tentative dans des cas analogues avait échoué, c'est-à-dire avait changé la rétraction en *extension*, et ce n'est qu'après avoir mûrement réfléchi sur l'*espèce*, que je fus conduit à la conclusion que j'ai dite. Je voulus toutefois m'adjoindre les lumières d'un confrère, et, après lui avoir exposé mon opinion, je vis avec plaisir qu'il la partageait ; c'est donc, assisté par lui, que je procédai à l'opération, le 2 mai 1842.

Le petit malade, étant placé entre les genoux d'un aide, mon confrère lui tenant l'avant-bras dans la supination, je fis en dedans du palmaire grêle, à deux centi-

mètres au-dessus du pli du poignet, une ponction qui
intéressa la peau et le tissu lamineux qui enveloppe les
tendons des fléchisseurs ; pour éviter sûrement le nerf
médian, j'introduisis par la petite plaie le crochet mousse
que M. Lucien Boyer emploie dans l'opération du strabisme, et j'allai à la recherche des tendons du fléchisseur
superficiel. Après un court tâtonnement, furent amenés
au-dehors, sans élargir la plaie, deux des tendons du
muscle que je cherchais ; je les coupai, pensant que les
bifurcations pouvaient bien être plus inférieures ; tous
les doigts, *moins l'indicateur*, purent s'étendre, mais
imparfaitement ; je glissai alors par la même ouverture
un ténotôme mousse, et je sectionnai rapidement les
deux palmaires ; j'appliquai un peu de taffetas d'angle-
terre sur la légère solution de continuité, je fis un tour
de bande et j'ajournai les manœuvres ultérieures à huit
jours ; je n'employai aucun appareil. Ce ne fut que le 15
mai que je revis mon petit malade, il était absolument
dans l'état où je l'avais laissé : *l'indicateur fléchi, les*
autres doigts dans la demi-flexion, le poignet assez étendu
mais toujours dans l'adduction.

Je coupai, toujours par la méthode sous-cutanée, les
tendons des fléchisseurs de l'index au niveau de la première phalange, et ce doigt s'étendit immédiatement,
les autres bénéficièrent de ce mouvement ; *je n'appli-*
quai encore aucun appareil. Le 23, huit jours après,
tout étant comme je viens de le dire, j'appliquai à l'avant-
bras de l'enfant, dans le sens de l'extension, tout simplement un appareil analogue à celui de Dupuytren,
pour les fractures du Péroné ; appliqué dans le sens de

l'adduction, l'extension devint permanente. Le 2 juin, je revis notre petit malade, oh! alors c'était un beau résultat: *extension parfaite des doigts et du poignet, mais ce dernier toujours dans l'adduction;* l'appareil déroulé, j'engageai l'enfant à fléchir les doigts; l'action fut d'abord presque nulle, mais après un quart-d'heure la fonction s'accomplissait pas mal quoiqu'imparfaitement; néanmoins de ce moment je pronostiquai une issue heureuse, et je réappliquai l'appareil en le modifiant un peu, afin qu'il agît sur l'adduction.

Le 15 juin, tout était bien amendé, moins l'adduction du poignet; alors je sectionnai le tendon du muscle cubital antérieur, et je réappliquai l'appareil comme la précédente fois.

Je ne vis ce cas intéressant que le 30 juin, et voilà ce que je constatai: extension complète des doigts et du poignet, *légère* adduction de celui-ci, flexion facile et complète de tous les doigts moins de l'indicateur qui se fléchit bien, mais seulement jusqu'à la dernière phalange pour laquelle plier, il a besoin de son poucé. Ce dernier, dont les mouvements sont encore difficiles, se fléchit bien mieux sans qu'on ait agi sur lui; je crois que son extension était produite par la flexion et l'adduction exagérée du poignet, et que ses mouvements n'ont été gênés, que relativement, sans l'être intrinsèquement; de ce jour, je débarassai complètement Paulin de son bandage, et conseillai l'exercice de ce membre qui était atrophié. Des frictions, des bains toniques, nous vinrent en aide; de jour en jour il devint plus fort, et aujourd'hui ce pauvre enfant se sert de sa main malade aussi bien que de l'autre ; il est toujours resté un peu d'adduction du poignet.

Je crois tout-à-fait inutile de dire pourquoi j'ai fait les sections en plusieurs temps, et pourquoi je n'ai appliqué d'appareil que plusieurs jours après l'opération ; c'était pour me conformer aux principes de la saine chirurgie qui nous prescrivent, dans les cas réclamants des opérations multiples, à *issue douteuse*, de ne procéder que du connu à l'inconnu, par conséquent de ne pratiquer la seconde manœuvre qu'après avoir été autorisé par le succès de la première. Si l'on se fût conformé à cette précédente maxime, nous n'aurions point, peut-être, à déplorer la mutilation terrible dont un confrère distingué vient d'être la victime.

En second lieu, la réponse à la question relative à l'appareil étant dans tous les ouvrages de médecine opératoire, je me dispenserai de la transcrire.

Au surplus, je pense que ce résultat est immense ; je ne savais pas qu'on en eût obtenu d'analogue avant les discussions académiques qui eurent lieu à la fin de 1842, et encore ne sont-ils pas constatés d'une manière irrécusable.

Dans l'espèce, c'est-à-dire dans les rétractions permanentes des doigts et du poignet, c'est moins le rétablissement de la régularité physique de l'organe que de ses fonctions, qui doivent être le but du chirurgien. Ce n'est pas à la perfection de la forme qu'il faut s'attacher, c'est à doter d'une fonction, un être qui en est privé. Ainsi, chez l'enfant dont il est question, certainement la main n'est pas aussi régulière que l'autre, elle ne s'harmonie pas

TABLE.

—

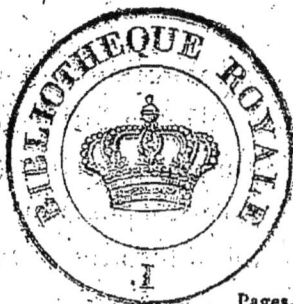

FIN DE LA TABLE.

avec l'avant-bras d'une manière aussi satisfaisante (et
cependant la difformité est peu appréciable), mais aussi
elle lui sert aussi bien que l'autre, et, au lieu d'un moignon
difforme, il possède une main utile.

Ici se termine la première partie de mon travail; pro-
chainement, lorsque d'autres faits accomplis en ce moment auront la sanction du temps, je me ferai un
devoir de les livrer à mes confrères.

FIN DES OBSERVATIONS.

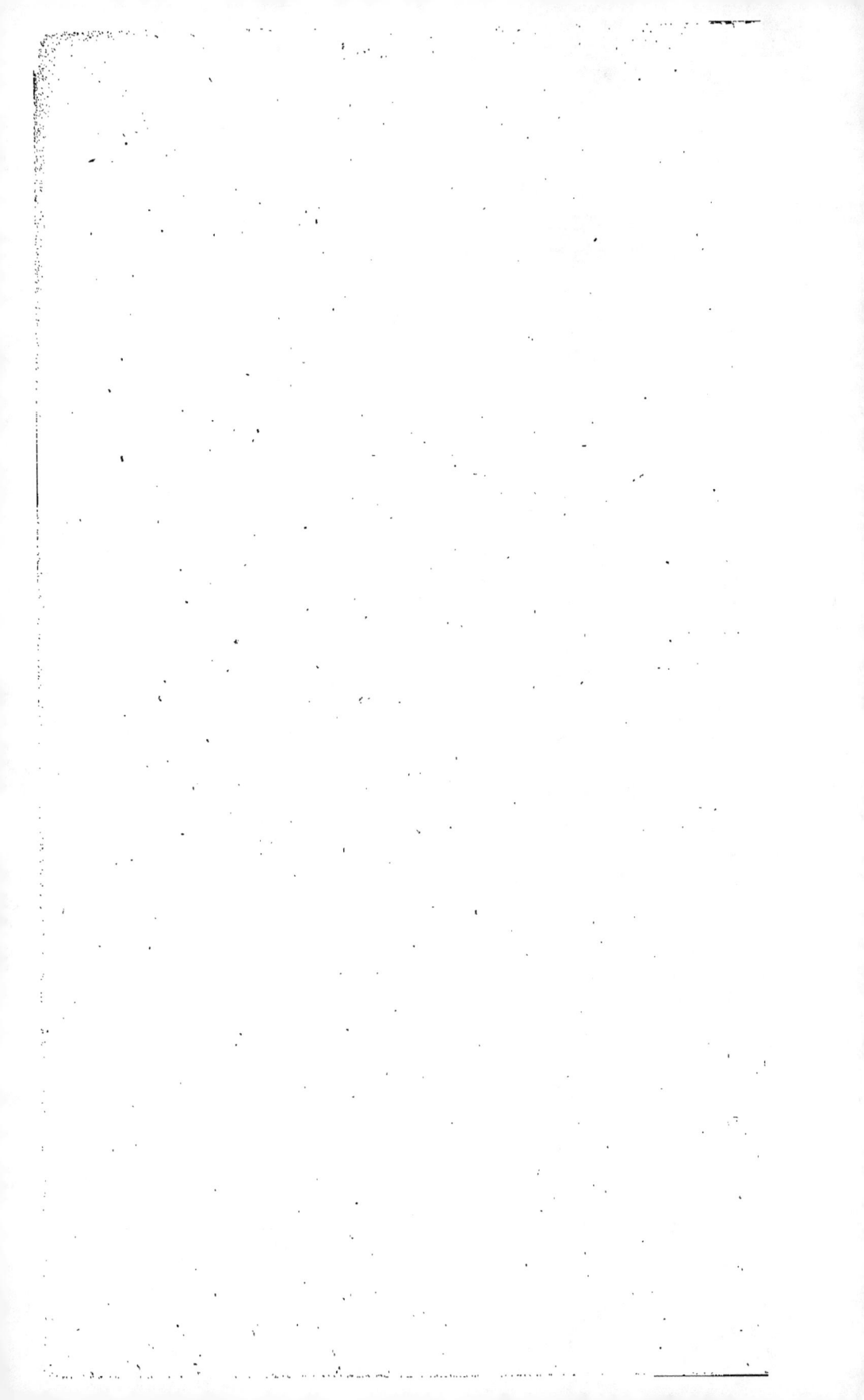

www.ingramcontent.com/pod-product-compliance
Lightning Source LLC
Chambersburg PA
CBHW071754200326
41520CB00013BA/3251